DE

L'ACONITINE CRISTALLISÉE

ET

DES PRÉPARATIONS D'ACONIT

ÉTUDE CHIMIQUE ET PHARMACOLOGIQUE

PAR

H. DUQUESNEL

PHARMACIEN DE PREMIÈRE CLASSE
MEMBRE DE LA COMMISSION D'HYGIÈNE PUBLIQUE ET DE SALUBRITÉ
DU Xᵉ ARRONDISSEMENT

PARIS

J.-B. BAILLIÈRE ET FILS

LIBRAIRES DE L'ACADÉMIE DE MÉDECINE

19, Rue Hautefeuille

1872

L'ACONITINE CRISTALLISÉE

PARIS. — IMPRIMERIE A. HENNUYER, RUE DU BOULEVARD, 7

DE

L'ACONITINE CRISTALLISÉE

ET

DES PRÉPARATIONS D'ACONIT

ÉTUDE CHIMIQUE ET PHARMACOLOGIQUE

PAR

H. DUQUESNEL

PHARMACIEN DE PREMIÈRE CLASSE
MEMBRE DE LA COMMISSION D'HYGIÈNE PUBLIQUE ET DE SALUBRITÉ
DU Xᵉ ARRONDISSEMENT

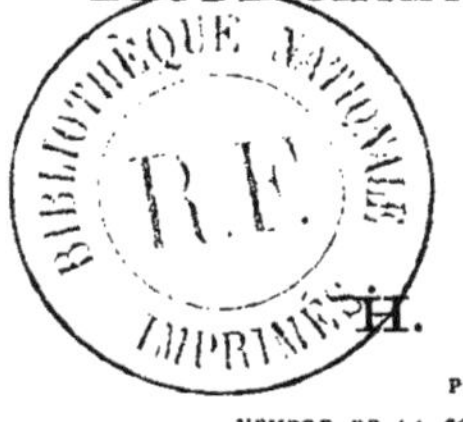
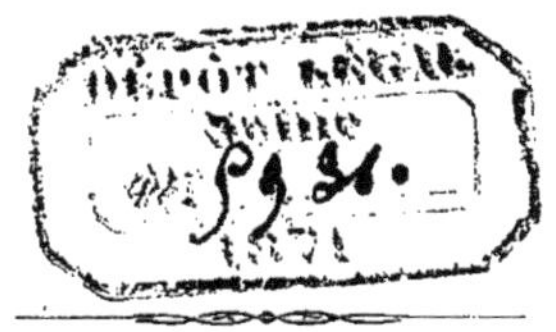

PARIS

J.-B. BAILLIÈRE ET FILS

LIBRAIRES DE L'ACADÉMIE DE MÉDECINE

19, Rue Hautefeuille

—

1872

L'ACONITINE CRISTALLISÉE

Historique.

L'aconitine, principe actif de l'aconit napel, est [employée en médecine.; mais on comprend encore sous ce nom des produits amorphes, d'origine différente, qu'il faudrait spécifier pour chaque prescription, si l'on voulait éviter, sinon des accidents, au moins des mécomptes, à cause de la variabilité de leur composition et surtout de leur énergie.

Ainsi l'on connaît l'aconitine *anglaise,* l'aconitine dite *allemande,* celle de M. Morson, celle de M. Hottot, etc.

Il n'y a cependant qu'une morphine, qu'une strychnine ; ne doit-il pas en être de même de l'aconitine ?

Ainsi se posait le problème que nous avons cherché à résoudre et dont nous espérons avoir trouvé la solution définitive en retirant de la racine d'aconit napel *l'aconitine cristallisée,* alcaloïde bien défini, formant des sels cristallisables, possédant toutes les propriétés des diverses aconitines , mais doué d'une énergie constante et supérieure à celle des plus actives.

Depuis Steinacher, qui, en 1808, attribuait les propriétés énergiques de l'aconit à un principe volatil ; depuis Brandes, qui, en 1819, présenta ce principe actif sous la forme d'un extrait, produit sans doute fort complexe , qu'il nomma *aconitin* ; depuis Hesse enfin, qui le premier découvrit *l'aconitine* en 1833, et la fit connaître comme un alcaloïde très-vénéneux, cette substance a été l'objet de nombreux travaux empreints d'un caractère véritablement scientifique. Les plus importants de ces travaux, au point de vue chimique ou pharmacologique, sont ceux de Geiger, Berthemot, Stahlschmidt, puis de MM. Morson et Planta ; en 1863, ceux plus récents de MM. Hottot et Liégeois, dont le procédé de préparation a été adopté par la commission du Codex ; citons enfin M. Grove, qui a présenté, en 1866, au congrès scientifique de Nottingham, un travail qui avait pour but de démontrer que l'aconit ne contient pas de substance âcre volatile, et de faire connaître un nouveau procédé pour extraire de cette plante une substance cristalline très-active, qu'il a appelée *aconitine*, et qu'il a pu combiner aux acides pour former des sels cristallisables.

Cette substance ne paraît pas avoir été étudiée depuis le savant qui l'a fait connaître. Le procédé d'extraction indiqué par M. Grove, sans doute à cause de la longue et délicate manipulation qu'il exige, n'a pas été adopté en France ; nous le donnons cependant dans la note ci-dessous (1), pour bien établir que nous ne lui avons fait aucun emprunt.

Mode de préparation de l'aconitine cristallisée.

Malgré les progrès successifs et incontestables apportés à la préparation et à l'étude de l'aconitine par ces nombreux auteurs, le principe actif de l'aconit n'était qu'une substance plus ou moins

---

(1) Préparez une teinture concentrée en faisant macérer 5 livres de racine d'aconit pulvérisée dans 1 livre (?) de méthylène acidulé avec 2 onces et demie d'acide chlorhydrique.

Après huit jours de macération, ajoutez un demi-litre d'eau, filtrez et distillez aux trois quarts pour retirer l'esprit de bois. Pendant la distillation, la résine et l'huile surnagent; on les sépare facilement, après le refroidissement.

Le liquide est filtré de nouveau et saturé avec une solution d'iodhydrargyrate de potasse en léger excès. En chauffant, il se forme un magma résinoïde qu'on reprend par le méthylène. Un léger excès de nitrate d'argent sépare l'iode.

Le liquide filtré contient du nitrate de mercure, de l'aconitine brute et de la potasse.

L'hydrogène sulfuré élimine le mercure; la liqueur filtrée est évaporée au bain-marie en extrait mou, repris par l'éther.

Par l'évaporation de l'éther, on a l'aconitine cristallisée, encore un peu colorée ; on la blanchit par une dernière cristallisation.

              (*Pharmaceutical Journal.* Traduct. Reveil et Parisel.)

impure, que la chimie ne pouvait accepter comme produit défini, et dont la physiologie venait encore nous montrer les graves inconvénients, puisqu'il fallait, pour obtenir chez les animaux des effets physiologiques sensibles et comparables, employer, pour deux aconitines différentes, des doses comprises entre 1 ou 2 milligrammes (aconitine Hottot) et 1 ou 5 centigrammes et même 80 centigrammes (aconitine allemande, Schroff).

A notre tour, en modifiant légèrement et en simplifiant les procédés employés jusqu'à ce jour, et surtout en profitant des enseignements que l'étude de la chimie organique nous fournit pour éviter les causes d'altération que l'on pouvait y rencontrer, nous avons extrait de l'aconit napel un alcaloïde cristallisable qui en est le véritable principe actif et auquel nous proposons de donner le nom d'*aconitine cristallisée,* nom auquel n'a droit aucune des aconitines connues jusqu'à présent en France.

Comme l'ont fait la plupart des auteurs, c'est de la racine d'aconit, *convenablement choisie,* que nous avons cherché à extraire l'aconitine ; car c'est, comme nous le ferons voir plus loin, la partie la plus active de la plante et celle qui renferme par conséquent la plus grande quantité d'alcaloïde.

Cette base y existe probablement à l'état de combinaison avec un acide, l'*acide aconitique,* fort abondant dans l'aconit, où, combiné également à la chaux, il forme avec des matières extractives, de l'albumine, de la cire verte, de l'amidon, des matières grasses, de la gomme, des acides acétique, malique, etc., les principes constituants de l'aconit napel.

Pour préparer l'aconitine, nous proposons le procédé suivant (1) :

____

(1) D'après le Codex de 1866, qui a adopté à peu près le procédé de M. Hottot, on prépare l'aconitine de la manière suivante :

Pr.: Racine d'aconit napel. . . . .   1 000 grammes.
     Alcool à 85 degrés . . . . . .   Q. S.
     Acide sulfurique . . . .   Q. S.
     Magnésie calcinée . . . . . .   Q. S.
     Ether. . . . .   Q. S.

Faites digérer la racine d'aconit préalablement divisée, pendant huit jours.

Nous prenons :

Racine d'aconit napel (convenablement choisie).	1 000 grammes,
Acide tartrique, un centième, soit :	10 —
Alcool à 90 degrés.	Q. S.
Bicarbonate de potasse.	Q. S.
Ether rectifié et lavé.	Q. S.

Nous mélangeons la racine d'aconit réduite en poudre demi-fine avec l'acide tartrique et nous l'épuisons à froid par l'alcool en trois macérations successives de trois jours chacune, en ayant soin d'exprimer la poudre après chaque macération.

Les liqueurs réunies et filtrées sont distillées lentement au bain-marie, de façon à enlever tout l'alcool, mais autant que possible à basse température et à l'abri du contact de l'air.

L'extrait ainsi obtenu et refroidi est repris par l'eau distillée, qui précipite toutes les matières résineuses et grasses ; la liqueur aqueuse filtrée, et par conséquent privée de ces mêmes matières, contient l'aconitine à l'état de tartrate acide.

Nous agitons à plusieurs reprises cette solution avec de l'éther lavé, de façon à la débarrasser des matières colorantes solubles

avec une quantité suffisante d'alcool (environ 3 kilogrammes) légèrement acidulé par l'acide sulfurique ; exprimez, filtrez, distillez l'alcool au bain-marie. Laissez refroidir le résidu aqueux qui reste dans la cucurbite et enlevez l'huile verte qui surnage. Evaporez en consistance sirupeuse et agitez le résidu avec de l'éther pour enlever le reste de l'huile. Reprenez par l'eau et neutralisez l'acide à l'aide de la magnésie délayée dans un peu d'eau. Agitez ensuite le tout à plusieurs reprises avec son poids d'éther à 65 degrés et laissez évaporer spontanément la solution éthérée : le résidu constitue l'aconitine impure.

Dissolvez-la dans l'acide sulfurique étendu, décolorez par le charbon, précipitez la liqueur filtrée par l'ammoniaque, portez à l'ébullition, recueillez l'aconitine sur un filtre ; séchez-la, dissolvez-la dans l'éther ; évaporez à siccité et traitez le résidu par une très-petite quantité d'acide sulfurique dilué. Ajoutez à la solution de sulfate d'aconitine de l'ammoniaque goutte à goutte ; séparez par le filtre les premières portions d'aconitine impure qui se précipitent et achevez de précipiter, par l'ammoniaque, la liqueur filtrée, jusqu'à ce que celle-ci dégage une légère odeur ammoniacale.

L'aconitine se dépose sous la forme d'une poudre amorphe, d'une blancheur parfaite. Recueillez-la sur un filtre et faites-la sécher à une basse température ; ainsi obtenue, elle retient 25 pour 100 d'eau ; elle fond à 85 degrés en devenant anhydre.

dans ce véhicule, sans toutefois enlever l'aconitine qui reste dans la solution aqueuse.

Cette solution aqueuse est alors additionnée de bicarbonate de potasse en léger excès pour décomposer le tartrate d'aconitine et mettre l'alcaloïde en liberté.

Lorsque l'acide carbonique cesse de se dégager (ce qui indique que tout le tartrate d'aconitine est décomposé), on agite enfin la liqueur avec de l'éther lavé qui s'empare de l'aconitine pour l'abandonner ensuite par l'évaporation.

Lorsqu'on opère cette évaporation à l'air libre dans une capsule, les premières parties qui cristallisent sur les parois de la capsule conservent quelquefois des traces de matière colorante et sont mal cristallisées ; on les sépare en décantant la solution éthérée dans une seconde capsule où, additionnée d'un quart environ de son volume de pétrole léger (dit *éther de pétrole*, marquant 0,650 de densité), elle ne tarde pas à abandonner l'aconitine sous forme de cristaux incolores qui se fixent aux parois de la capsule.

Pour obtenir ces cristaux parfaitement purs, on les fait dissoudre dans l'eau acidulée par l'acide nitrique ou tout autre acide ; on décolore aussi rapidement que possible, à une température de 50 à 60 degrés, la solution par le charbon animal lavé, qui ne retient pas l'alcaloïde.

En additionnant la liqueur décolorée et filtrée de bicarbonate de potasse en léger excès, on met de nouveau l'aconitine en liberté et on l'obtient, comme plus haut, à l'aide d'un traitement éthéré, sous forme de cristaux isolés et distincts ou de croûtes cristallines.

Par ce procédé on obtient, avec les meilleures racines, de 3 à 4 grammes d'aconitine par kilogramme de matière première ; rendement variable du reste, non-seulement avec la provenance, mais aussi avec les conditions de développement de la plante.

C'est en supprimant autant que possible l'action de la chaleur, en remplaçant les acides minéraux par l'acide tartrique et les alcalis par un bicarbonate alcalin que notre procédé, presque semblable à celui de Stas et à celui qui a permis à M. Am. Vée d'isoler l'ésérine, diffère sensiblement des procédés employés jusqu'à ce jour pour l'extraction de l'alcaloïde de l'aconit, et nous permet d'éviter les causes d'altération nombreuses qui pouvaient modifier l'aconitine, à un certain moment d'une opération, où pouvaient empêcher tout au moins de l'isoler à l'état de pureté.

Propriétés physiques et chimiques de l'aconitine.

Analyse et formule.

L'aconitine cristallisée, pure et incolore, se présente sous la forme de tables rhombiques, régulières ou modifiées, principalement sur les angles aigus, en affectant alors l'aspect d'hexagones (1).

L'aconitine cristallisée est anhydre et presque insoluble dans l'eau, même à la température de 100 degrés.

Obtenue par précipitation de ses dissolutions salines, elle est amorphe, pulvérulente, blanche et très-légère ; sous cet état, elle ne paraît pas encore se modifier à 100 degrés : elle perd seulement à cette température, et sans changer d'aspect, l'eau d'hydratation qu'elle renferme.

Sous l'état pulvérulent, et surtout lorsqu'elle a été précipitée de ses dissolutions par l'ammoniaque, elle devient un peu plus soluble dans l'eau.

---

(1) Quelquefois, et nous reviendrons plus tard sur ce fait qui s'est présenté déjà pour une racine d'aconit venant de Suisse et qui pourrait encore se présenter pour d'autres , l'aconitine cristallise sous la forme de petits prismes courts, à quatre faces, terminés par des sommets dièdres, que nous avons pu ramener, avec quelque difficulté, il est vrai, par des cristallisations successives et lentes dans un mélange d'alcool et d'éther, à la forme de tables rhombiques.

Nous croyons, sans toutefois pouvoir l'affirmer quant à présent, que la différence est purement physique et ne porte que sur la forme cristalline de l'alcaloïde ou de ses sels, car cette aconitine, que nous appellerons *prismatique*, possède les mêmes réactions chimiques et produit les mêmes effets physiologiques que la première, que nous désignerons, pour la distinguer, sous le nom d'*aconitine rhombique.*

L'aconitine cristallisée est un alcaloïde azoté.

Sa formule est :

$$C^{54}H^{40}AzO^{20}$$

Cette formule résulte des analyses suivantes dont nous donnons seulement les résultats (1).

Première analyse.

Carbone	59,967
Hydrogène	7,347
Azote.	2,580

Deuxième analyse.

Carbone	60,180
Hydrogène	7,545
Azote.	2,692

La moyenne de ces deux analyses donne pour composition centésimale de l'aconitine :

Carbone	60,10
Hydrogène	7,40
Azote	2,60
Oxygène (obtenu par différence).	29,90
	100,00

D'où l'on tire la formule :

$$C^{54}H^{40}AzO^{20},$$

qui correspond à la composition centésimale suivante :

Carbone	60,21
Hydrogène.	7,44
Azote	2,61
Oxygène.	29,74
	100,00

très-voisine de la composition trouvée par l'analyse.

La formule de l'aconitine amorphe donnée par Stahlschmidt était :

$$C^{60}H^{47}AzO^{14}$$

ou $$C^{30}H^{47}AzO^{7} \quad (\text{Wurtz}).$$

(1) Ces analyses ont été faites dans le laboratoire de l'Ecole de pharmacie, que M. le professeur Berthelot a bien voulu mettre à notre disposition, en nous accordant une hospitalité dont nous sommes heureux de pouvoir le remercier ici.

Bien que nous connaissions par ces analyses la composition élémentaire de l'aconitine, et que nous donnions sa formule, nous ne pouvons dire encore quelle est sa véritable constitution chimique et de quelle manière sont groupés ses éléments, parce que nous n'avons pas encore analysé ses combinaisons définies.

Cependant la façon dont se comporte cet alcaloïde en présence de sa propre liqueur extractive ou de certains corps étrangers, et, de plus, quelques-unes de ses réactions tendraient à nous faire supposer qu'il fait partie d'une classe de corps que l'on rencontre assez souvent dans le règne végétal et que l'on connaît en chimie sous le nom de *glucosides*.

Ces corps sont caractérisés par la propriété qu'ils ont de se décomposer sous l'influence de certains agents, tels que les acides, ou même le plus souvent de ferments solubles qui les accompagnent dans les plantes, en glucose ou un isomère et en nouveaux principes, variables suivant les cas.

La famille des renonculacées, à laquelle appartient le genre aconit, renferme des plantes, telles que l'ellébore noir (*helleborus niger*) et l'ellébore vert (*helleborus viridis*), qui contiennent des principes actifs, l'*elléborine* et l'*elléboréine*, appartenant déjà à la classe des glucosides (1).

De son côté, l'aconitine pure, qui ne réduit pas sensiblement la liqueur de Felhing, donne une réduction très-marquée après son ébullition prolongée en présence d'un acide minéral étendu.

De plus, si on la met en présence d'un ferment, la levûre de bière par exemple, de l'air et d'une certaine quantité d'eau, elle donne lieu à un dégagement d'acide carbonique, caractéristique

---

(1) L'elléboréine n'est pas azotée; mais l'elléborine, qui existe en plus grande quantité dans l'ellébore vert que dans l'ellébore noir, est azotée et s'obtient en suivant un procédé analogue à celui qui sert à extraire l'aconitine.

L'elléborine est insoluble dans l'eau, inaltérable à une température de 100 degrés ; elle est décomposée lentement au bout de plusieurs jours par les acides étendus et bouillants. Le chlorure de zinc la transforme rapidement en glucose et en elléborésine, substance soluble dans l'alcool et insoluble dans l'eau.

du sucre, que l'on peut recueillir et mesurer si l'expérience est faite, comme nous l'avions disposée, dans un tube gradué renversé sur le mercure.

L'aconitine présente donc, comme on le voit, des analogies remarquables avec ces principes de l'ellébore et aussi, plus directement par ses deux dernières réactions, avec les glucosides. Qu'il nous soit donc permis, en attendant que nous puissions en faire une étude chimique plus complète, de la rapprocher de cette famille dite *des glucosides*.

Nous ignorons encore, il est vrai, sous quelle influence, en présence de quel ferment son dédoublement peut se produire; mais il est un fait bien établi, c'est que l'aconitine pure n'est pas décomposée rapidement, même en solution acide, sous l'influence d'une température de 100 degrés, tandis qu'au sein d'une liqueur extractive elle disparaît rapidement sous l'influence de la même température.

En nous plaçant dans cette hypothèse, que l'aconitine est un glucoside, il devient facile d'expliquer les altérations que subissent certaines préparations pharmaceutiques d'aconit qui, de très-actives, deviennent généralement inertes avec le temps; tels sont la poudre de feuilles, la teinture de feuilles et surtout l'extrait de suc de feuilles, qui perd toutes ses propriétés actives pendant sa préparation.

Mais nous reviendrons plus loin sur ces préparations d'aconit si variables et si infidèles, et, en indiquant le moyen d'y rémédier, nous espérons que l'on ne sera plus autorisé à dire, comme ont pu le faire certains auteurs, que l'aconit est un médicament infidèle et dangereux.

L'aconitine cristallisée est inodore et possède une saveur amère peu intense; son action physiologique se traduit par une sensation de picotement et de fourmillement qui se développe principalement au pourtour de la langue, *sensation caractéristique* qui succède rapidement à la saveur amère et qui offre quelque analogie avec celle que produit la racine de pyrèthre.

L'aconitine, à la température de l'ébullition de l'eau, c'est-à-dire à 100 degrés, n'est pas volatile ; même en présence de ce liquide en ébullition, elle conserve sa forme et ses propriétés.

De 100 à 140 degrés, elle ne subit pas de décomposition ; les cristaux conservent leur forme, en prenant seulement une teinte jaunâtre, qui s'accentue avec l'élévation de température.

Au-dessus de 140 degrés, l'alcaloïde commence à fondre, en prenant une teinte brune ; il semble se volatiliser en partie à cette température, car nous avons retrouvé, à l'aide d'une forte loupe, des cristaux rhombiques à la partie supérieure du tube qui nous servait à faire l'expérience.

La portion qui ne se volatilise pas se décompose en produisant des vapeurs acides et en laissant un résidu charbonneux, qui disparaît entièrement lorsqu'on le chauffe au contact de l'air.

Quelques auteurs, Braconnot et d'autres, voyant que les propriétés de l'aconit disparaissaient souvent pendant le cours d'une préparation et que, de plus, les opérateurs étaient quelquefois incommodés par les émanations de ces mêmes préparations, attribuèrent les propriétés actives de l'aconit napel, ou au moins un rôle important, à un principe volatil contenu dans la plante et qui disparaissait pendant l'opération.

Nous croyons qu'il n'en est rien et, ainsi que M. Hottot et que M. Grove, qui a fait une étude spéciale de cette question (1), nous pensons que l'aconit ne renferme pas de principe actif volatil ; comme Braconnot et autres, nous avons souvent éprouvé, pendant le cours de nos opérations, des démangeaisons de la face, du cou, des mains et des yeux avec larmoiement ; mais nous avons pu constater, en redoublant de précaution et en évitant de porter nos mains à la figure, que ces petits accidents étaient dus à un contact direct.

L'aconitine cristallisée est *soluble* dans l'alcool, l'éther, l'éther acétique, la benzine et surtout dans le chloroforme, qui est son meilleur dissolvant. Une solution très-concentrée d'aconitine dans ce dernier véhicule est précipitée par l'éther.

____

(1) *Loc. cit.*

Elle est *insoluble* dans la glycérine, les huiles de pétrole lourdes et légères (dites *éthers de pétrole*).

Dissoute dans l'eau acidulée par l'acide sulfurique, elle dévie à gauche le plan de polarisation.

Soumise à l'électrolyse, elle ne paraît donner lieu à aucun phénomène remarquable.

Sans action sur le tournesol, à l'état de solution aqueuse, à cause de sa trop faible solubilité dans l'eau, il faut la dissoudre dans l'alcool pour ramener au bleu une teinture alcoolique de tournesol rougie par un acide ; sa réaction est faiblement alcaline.

L'aconitine cristallisée est très-soluble dans les acides étendus et forme avec un certain nombre des sels. cristallisables que nous étudierons plus loin ; l'azotate, le chlorhydrate, le sulfocyanhydrate sont les plus faciles à obtenir.

L'acide carbonique jouit, comme les autres acides, de la propriété de dissoudre l'aconitine ; mais la combinaison, si combinaison il y a, n'est pas stable, et si l'on abandonne à l'air libre une semblable dissolution elle perd peu à peu son acide carbonique, tandis que l'aconitine, qui ne peut rester en dissolution dans l'eau, vient former à la surface du liquide des croûtes cristallisées qui se renouvellent au fur et à mesure qu'on les enlève ou qu'on les fait tomber au fond du liquide. Cette propriété nous a permis, dans quelques cas, de purifier de petites quantités d'aconitine sans la transformer en sel stable.

Réactions chimiques.

L'aconitine à l'état d'alcaloïde ou de solution saline neutre, d'azotate par exemple, présente avec les réactifs les caractères suivants :

Acide azotique. — Dissolution pure et simple sans coloration.

Acide phosphorique. — La réaction indiquée par M. J. Otto (1) est assez difficile à obtenir, et cependant nous la donnons telle

____

(1) J. Otto, *Recherche des poisons* (Traduct. C.-E. Strohl, 1869).

qu'il l'a formulée, parce qu'elle nous a quelquefois réussi, et qu'elle est la seule réaction colorée de l'aconitine :

« Si l'on dissout l'aconitine dans l'acide phosphorique étendu, et qu'on évapore la solution, il se montre, à un certain degré de concentration, une coloration violette. Cet essai doit être fait avec les plus minutieuses précautions ; on asperge dans une petite capsule l'alcaloïde avec l'acide phosphorique (1 à 2 c. c. d'acide officinal).

« On tient la capsule sur une petite flamme en remuant continuellement pour activer l'évaporation ; mais, dès qu'à la partie supérieure de la capsule il se montre un dépôt rougeâtre ou brunâtre, on l'éloigne de la flamme en la soulevant et on remue continuellement jusqu'à ce que la coloration violette se fasse voir.

« Si l'on fait l'essai avec de l'acide sulfurique étendu en place d'acide phosphorique, en opérant de la même manière, on obtient une coloration identique ; seulement l'acide phosphorique est préférable à l'acide sulfurique, par la raison que ce dernier donne la même coloration avec d'autres alcaloïdes encore. »

Nous le répétons, cette réaction est difficile à vérifier.

Acides faibles. — Dissolution rapide de l'aconitine et formation de sels non déliquescents, dont la plupart, cristallisables dans une liqueur neutre, sont faciles à reconnaître au microscope.

Alcalis fixes. — Ils précipitent l'aconitine comme la plupart des alcaloïdes, à l'état de magma gélatineux blanc qui, lorsqu'on opère sur une dissolution d'aconitine impure et colorée, entraîne une grande quantité de matière colorante.

Ammoniaque. — Il agit de même, mais précipite quelquefois lentement l'alcaloïde, surtout s'il se trouve primitivement combiné avec l'acide chlorhydrique.

A chaud, la précipitation se fait également, mais l'alcaloïde se précipite quelquefois avec sa forme cristalline.

L'aconitine précipitée amorphe diffère de l'aconitine cristallisée par son aspect et par l'eau qu'elle renferme ; plus soluble dans l'eau, surtout lorsqu'elle est récemment précipitée, elle n'a pas, sous cet état, d'action beaucoup plus marquée sur le tournesol.

Si des aconitines amorphes ont quelquefois une réaction alcaline plus prononcée, c'est qu'elles ont été précipitées par l'ammoniaque, et ont conservé malgré les lavages des traces de cet alcali que certains précipités, comme on le sait, conservent longtemps et presque indéfiniment après leur préparation.

Carbonate et bicarbonate de potasse. — Précipité blanc, abondant, insoluble dans un excès de réactif.

En présence de l'acide tartrique, le précipité ne se forme pas dans une liqueur étendue. Dans une liqueur plus concentrée, il se forme au contraire quelquefois, et on obtient alors directement l'alcaloïde avec sa forme cristalline.

Phosphate de soude. — Pas de précipité.

Acétate de plomb neutre. Acétate de plomb basique. — Pas de précipité.

Acides gallique et pyrogallique. — Pas de précipité.

Acide picrique. — Précipité jaune, lent à se former, soluble dans un excès d'ammoniaque.

Tannin. — Précipité blanc abondant, insoluble dans l'eau acidulée.

Chlorure d'or. — Précipité blanc jaunâtre, insoluble dans un excès d'eau, soluble dans l'alcool.

Chlorure de platine. — Précipité blanc jaunâtre, insoluble dans un excès d'eau, soluble dans l'alcool.

Iodure double de mercure et de potassium. — Ce réactif de Winckler (1) permet de constater la présence de traces excessivement minimes d'aconitine.

Il précipite en blanc un vingt-millième d'alcaloïde et même une quantité moindre, c'est-à-dire qu'il indique sa présence dans une

(1) Composé de :

Sublimé corrosif.	13g,546
Iodure de potassium.	49 ,000
Eau distillée	Q. S.

pour faire 1 litre.

solution contenant 1 centigramme d'aconitine pour 200 grammes d'eau légèrement acidulée.

L'iodure double de mercure et d'aconitine qui se forme présente les caractères suivants :

Précipité blanc un peu jaunâtre, lourd. Fondu, il devient verdâtre et transparent.

L'acide sulfurique additionné de bioxyde de baryum lui donne une coloration jaune qui devient rougeâtre en chauffant ; l'acide azotique le colore en rouge brun se rapprochant du rouge-brique. Le précipité qui reste dans le tube à essai prend, sous l'influence de la chaleur, une coloration vermillon disparaissant en partie par l'addition d'eau, pour reparaître lorsqu'on acidifie fortement la liqueur.

Si l'on chauffe dans un tube à essai cet iodure double de mercure et d'aconitine à une température assez élevée pour le décomposer, il donne naissance à des vapeurs fétides dont l'odeur a quelque analogie avec celle du cacodyle ; par le refroidissement, les parois du tube se couvrent de nombreux cristaux ayant la forme d'aiguilles incolores et microscopiques.

Eau iodée. — Précipité brun-kermès.

Iodure de potassium ioduré. — Précipité brun-kermès. Ce sel est le contre-poison chimique de l'aconitine.

Sulfocyanure de potassium. — Il précipite en blanc l'aconitine. Ce précipité est composé de cristaux microscopiques qui ne se forment dans la liqueur qu'au bout de quelques minutes.

Recueilli sur un filtre, lavé avec une petite quantité d'eau distillée et redissous dans l'eau distillée bouillante, il cristallise par le refroidissement en aiguilles parfaitement blanches, lorsque le sel est pur et ne contient aucune trace de fer, qui leur donnerait une teinte rose.

Le sel ainsi obtenu est en aiguilles plus grosses et plus longues, et, par exception, d'une préparation bien plus facile lorsqu'on emploie l'aconitine prismatique.

Des sels d'aconitine.

Les chimistes qui ont étudié l'aconitine ont dit qu'elle se combinait aux acides pour former des sels incristallisables (1) et non déliquescents. En effet, en opérant avec de l'aconitine amorphe et telle qu'on l'obtenait jusqu'à ce jour, on ne parvient pas à former des sels cristallisables ; mais les résultats sont bien différents lorsqu'on opère avec l'aconitine cristallisée qui donne avec la plupart des acides des sels facilement cristallisables, à la seule condition qu'ils soient parfaitement neutres, un excès d'acide empêchant généralement la cristallisation.

Nous citons les principaux :

Sulfate d'aconitine. — Saturer l'acide sulfurique au dixième par de l'aconitine en excès, chauffer légèrement pour que la saturation soit complète ; filtrer la solution chaude et faire évaporer à une très-douce chaleur : on obtient une masse semi-vitreuse présentant au microscope seulement une cristallisation confuse de sulfate d'aconitine sous la forme d'aiguilles très-déliées. Ce sel n'est pas déliquescent.

Chlorhydrate d'aconitine. — En opérant comme ci-dessus pour la préparation, on obtient des cristaux rhombiques, d'autant plus volumineux et réguliers que l'évaporation a été plus lente.

Azotate d'aconitine. — Obtenu comme les deux précédents en saturant complétement avec de l'aconitine cristallisée de l'acide azotique étendu et en évaporant la solution à une très-douce chaleur.

Ce sel forme de beaux cristaux rhombiques ou prismatiques courts, incolores et transparents, mais légèrement efflorescents, qui se colorent vivement dans la lumière polarisée.

Ce sel, moins soluble dans l'eau que les précédents, donne des solutions parfaitement neutres aux papiers réactifs et propres aux injections hypodermiques ; nous le préférons à tous les autres pour

---

(1) M. Grove paraît être le seul qui ait pu préparer des sels cristallisables avec la substance qu'il a appelée *aconitine* (*loc. cit.*).

les usages de la médecine, parce qu'il cristallise avec la plus grande facilité, en formant des cristaux bien définis, se conservant sans altération, et aussi parce qu'il peut être purifié par des cristallisations successives avec décoloration par le charbon animal sans perdre ses propriétés.

On peut encore l'obtenir plus directement et d'une manière beaucoup plus simple.

Au lieu d'évaporer la solution éthérée d'aconitine pour faire cristalliser l'alcaloïde que l'on retire de la racine, on l'agite avec une baguette de verre trempée à plusieurs reprises dans l'acide azotique ; à chaque immersion de la baguette chargée d'acide, il se forme un nuage blanc d'azotate d'aconitine insoluble dans l'éther, et qui cesse de se produire lorsque toute l'aconitine est transformée en azotate.

Par un repos de quelques minutes, tout l'azotate formé s'agrége et se dépose sur les parois et le fond du vase qui a servi à faire la précipitation. Il est incolore, neutre, et possède toujours sa forme cristalline ; les cristaux sont généralement microscopiques. En le faisant dissoudre dans l'eau, décolorant, s'il y a lieu, par le charbon et évaporant de nouveau, on l'obtient parfaitement pur.

Les essais que nous avons faits sur les autres substances nommées *aconitines* n'ont pas donné de résultats semblables, et nous n'avons pu obtenir avec elles que des azotates amorphes.

Aconitate d'aconitine. — L'aconitine se dissout dans l'acide aconitique, cet acide qui existe tout formé dans l'aconit ; même en saturant exactement l'acide, on obtient un sel difficilement cristallisable, qui a l'aspect d'une matière gommeuse non déliquescente lors même que l'acide est en excès.

Si l'on agite l'aconitate acide d'aconitine, et, *à fortiori*, l'aconitate neutre avec du chloroforme ou de l'éther, on observe que le chloroforme, qui ne dissout pas sensiblement l'acide aconitique, dissout facilement l'aconitate, et que ce sel, malgré la solubilité de son acide dans l'éther, est en partie précipité par ce liquide de sa solution dans le chloroforme.

Nous ne pouvons donc dire dès à présent si l'aconitine existe à l'état libre dans la racine d'aconit, puisque le chloroforme et l'éther, qui ne dissolvent en général que les alcaloïdes, enlèvent à la racine d'aconit son alcaloïde aussi bien que la combinaison qu'il forme vraisemblablement dans la plante avec l'acide aconitique.

Sulfocyanhydrate d'aconitine. — Nous avons indiqué aux réactions chimiques de l'aconitine la manière de préparer ce sel par double décomposition.

C'est un composé qui cristallise bien, surtout s'il a pour base l'aconitine prismatique.

Action de l'iode sur l'aconitine. — Quand on ajoute de la teinture d'iode en petite quantité à de l'alcool tenant en dissolution de l'aconitine cristallisée, on observe un changement de coloration ; le liquide prend une couleur verdâtre qui n'est plus celle de l'iode.

En ajoutant de l'eau, la liqueur se trouble, devient laiteuse et laisse déposer des cristaux.

Si l'on agite le tout avec de l'éther, la solution laiteuse s'éclaircit, et il se forme deux couches distinctes : l'une éthérée, qui par l'évaporation abandonne l'aconitine qui était en excès, avec sa forme ordinaire ; l'autre aqueuse, qui par une évaporation ménagée abandonne des cristaux prismatiques courts, groupés en faisceaux, terminés par des sommets dièdres, et qui se colorent vivement dans la lumière polarisée.

Ces cristaux, qui renferment de l'iode, sont-ils l'iodure d'une base nouvelle, résultant de la transformation de l'aconitine et analogue à la bromo-codéine? sont-ils simplement un iodure d'aconitine?

L'analyse seule nous permettra de répondre à cette double question, lorsque nous pourrons la faire avec une quantité suffisante de sel.

Si, au lieu d'ajouter une petite quantité d'iode ou de teinture d'iode à la solution alcoolique d'aconitine, on vient à en ajouter un excès, on obtient, au lieu des cristaux ci-dessus, une matière brune, insoluble dans l'éther, qui doit être un iodure ioduré.

Action du brome sur l'aconitine. — En répétant cette même expérience avec du brome sous forme d'eau bromée, on obtient des

2

résultats analogues ; c'est-à-dire que l'éther enlève l'excès d'aconitine du mélange laiteux qui s'est formé, et que la solution aqueuse abandonne par l'évaporation des cristaux rhombiques de bromure d'aconitine ou d'un de ses dérivés, dont la nature ne peut être connue que par l'analyse.

Lorsque le brome est en excès, on obtient des cristaux qui diffèrent peu des premiers, dont ils paraissent dérivés ; ce sont des prismes allongés, terminés par des sommets dièdres.

Ces généralités sur les produits de combinaison et peut-être aussi de substitution de l'aconitine soumise à l'action de l'iode et du brome, indiquent suffisamment que notre alcaloïde se comporte comme la plupart des alcaloïdes déjà connus, et, qu'on peut en attendre, au point de vue des réactions chimiques, des résultats analogues.

Disons encore que les mêmes essais répétés avec les aconitines amorphes de diverses provenances, ne nous ont donné que des résultats incertains ou nuls.

Dans une seule expérience faite avec l'aconitine du Codex (Hottot) et de l'iode, nous avons obtenu, au sein d'une matière gommeuse, quelques faisceaux d'aiguilles très-caractéristiques, qui se coloraient vivement dans la lumière polarisée.

Etude comparative des différentes aconitines.

Après l'étude chimique proprement dite de l'*aconitine cristallisée* comme alcaloïde défini, il nous reste encore, avant de traiter en quelques mots la partie qui a rapport à la toxicologie, à démontrer que c'est bien le principe actif de l'aconit, et que son énergie est supérieure à celle des différentes substances connues sous le nom d'*aconitine* ou extraites de l'aconit.

C'est à l'expérimentation physiologique que nous nous adresserons plutôt qu'aux réactions chimiques, en nous bornant ici à comparer les effets toxiques de ces différentes substances, dont les principales sont :

1° L'aconitine du Codex, préparée par M. Hottot ;

2° L'aconitine allemande (fabrique de Merck) ;

3° L'aconitine amorphe française (du commerce) ;

4° La napelline (fabrique de Merck, préparée par M. Hübsch-mann).

Nous aurions voulu ajouter à cette liste une cinquième substance, la napelline de M. Morson, de Londres, et constater, ainsi que M. Hottot a pu le faire, qu'elle était moins active que l'aconitine Hottot (qui à la dose de 2 milligrammes empoisonne une grenouille en trois minutes seulement, résultat qu'on n'obtient qu'en trente minutes avec 5 milligrammes de la napelline de M. Morson) (1); mais nous n'avons pu nous procurer ni échantillon ni renseignement sur sa préparation auprès de M. Morson, qui n'a pas fait connaître, que nous sachions, le procédé qu'il emploie pour sa préparation ; nous avons donc dû, pour nous permettre de lui attribuer une énergie inférieure à celle de M. Hottot, nous en rapporter aux expériences faites par ce dernier auteur.

Quant à la substance cristallisée, extraite de l'aconit par MM. T. et H. Smith sous le nom d'*aconelline*, nous n'avons pas cru devoir l'étudier, car elle paraît privée de l'action toxique de l'aconitine (30 centigrammes donnés à un chat ayant été sans effet sur lui. (Wurtz, *Dictionnaire*.)

Nous faisons avec les quatre premières substances énoncées et l'aconitine cristallisée les expériences suivantes :

PREMIÈRE EXPÉRIENCE.

On injecte à un oiseau (un moineau adulte), par la méthode sous-cutanée, un demi-milligramme de substance dissoute dans deux gouttes d'eau très-peu acidulée.

On observe que l'animal empoisonné :

Par l'aconitine cristallisée meurt en une minute;

Par l'aconitine du Codex (Hottot), meurt en quinze minutes ;

(1) Hottot. Thèse de doctorat.

Par l'aconitine allemande (Merck), meurt en une heure quinze minutes ;

Par l'aconitine française (du commerce), meurt en deux heures ;

Par la napelline (de Hübschmann), est pris d'un sommeil profond, non suivi de mort.

DEUXIÈME EXPÉRIENCE.

On injecte à un oiseau (un moineau adulte) un demi-milligramme de substance dissoute dans 2 gouttes d'eau très-peu acidulée.

On observe que l'animal empoisonné :

Par l'aconitine cristallisée meurt en une demi-minute ;

Far l'aconitine du Codex (Hottot), meurt en quatre minutes ;

Par l'aconitine allemande (Merck), meurt en trois quarts d'heure ;

Par l'aconitine française (du commerce), meurt en une heure quinze minutes ;

Par la napelline (de Hübschmann), est pris d'un sommeil profond, non suivi de mort.

De ces expériences souvent répétées et nous ayant donné, en nous plaçant dans des conditions différentes de température, de saison, des résultats analogues, il résulte que l'*aconitine cristallisée* est plus active que toutes les autres substances connues sous le même nom et doit être considérée comme le véritable principe actif de l'aconit ;

Que l'aconitine de M. Hottot, préparée par le procédé qu'il a indiqué et qui a été à peu près adopté par le Codex de 1866, est douée d'une énergie très-grande, mais toujours inférieure à celle de l'aconitine cristallisée ;

Que les autres aconitines, ou substances extraites de l'aconit, ont une énergie très-variable et sont par conséquent d'un emploi dangereux, qui doit les faire abandonner absolument (1).

---

(1) Quant à d'autres substances plus ou moins cristallisées et livrées par ies abricants sous le nom d'*aconitine*, il nous suffira, pour les faire rejeter, de citer après nos expériences celles qui ont été faites par M. Merck, l'habile fabricant de produits chimiques, sur une substance cristallisée qui se vendait à

Nous arrivons donc à classer dans l'ordre suivant et d'après leur énergie ces différentes substances, dont nous résumons en même temps les caractères physiques distinctifs.

1° *Aconitine cristallisée.* — Tables rhombiques incolores (quelquefois cristaux prismatiques) sans eau de cristallisation, fixe à 100 degrés et formant des sels cristallisables ;

2° *Aconitine Hottot* (du Codex). — Amorphe, blanche, pulvérulente, hydratée à 20 pour 100 d'eau, fusible à 80 degrés en se déshydratant pour prendre l'aspect d'une masse résineuse transparente, ne formant pas de sels cristallisables ;

3° *Napelline Morson.* — Cristaux volumineux, d'aspect séreux. Beaucoup moins active que l'aconitine Hottot ;

4° *Aconitines du commerce.* — Grande analogie de propriétés physiques avec l'aconitine Hottot ou du Codex ; mais très-différentes de ces dernières par leur énergie, de beaucoup inférieure et variable ;

5° *Napelline Hübschmann.* — Amorphe, jaunâtre, d'apparence résineuse, soluble, alcaline, légèrement hygrométrique, insoluble dans l'éther et le chloroforme ;

6° *Aconelline de T. et H. Smith.* —Matière cristallisable qui se forme dans la liqueur extractive acidulée de la racine d'aconit, préparée pour l'extraction de l'aconitine (procédé Hottot) et incomplétement neutralisée par le carbonate de soude. Elle cristallise après un ou deux jours de repos sur les parois du vase ; elle semble par ses propriétés se rapprocher de la narcotine ; comme elle, en effet, elle se colore en rouge lorsqu'on la met en contact avec de l'acide sulfurique contenant de petites quantités d'acide azotique ; elle pa-

---

Londres, sous le nom d'*aconitine cristallisée,* à plus bas prix que l'aconitine amorphe.

A cette époque (1868), M. Merck écrivait :

« L'aconitine cristallisée envoyée de Londres n'est pas l'aconitine officinale ; elle n'est que légèrement soluble dans l'alcool, l'éther, le chloroforme, qui sont les meilleurs dissolvants de l'aconitine officinale ; ce que l'alcool bouillant en dissout cristallise par le refroidissement.

« Cet alcaloïde serait l'*aconelline* ou la *napelline*. »

(*Pharmaceutical Journal,* octobre 1868. Traduct. Reveil et Parisel.)

raît, ainsi que nous l'avons déjà dit, privée de l'action toxique de l'aconit.

Différents auteurs ont écrit, sans le prouver, que nous sachions, que l'aconit contenait un principe narcotique. Nous ne pouvons encore nous prononcer à cet égard, mais nous rapportons l'expérience que nous avons faite dans le but de vérifier cette assertion.

Prenant 5 grammes d'extrait alcoolique de racine d'aconit préparé par nous, nous en avons retiré, par le procédé que nous avons fait connaître, toute l'aconitine.

Puis, en concentrant la solution contenant l'excès de bicarbonate de potasse, nous avons obtenu un nouvel extrait ou résidu, contenant, sauf altération pendant l'opération, tous les principes de l'extrait alcoolique de racine d'aconit, moins l'aconitine et moins les matières résineuses insolubles dans l'eau, déjà séparées par le filtre.

Desséchant ce résidu alcalin et le mélangeant, pour le mieux diviser, avec de la silice pure, nous l'avons agité à plusieurs reprises avec un volume de chloroforme assez considérable pour lui enlever ses dernières traces d'aconitine.

Reprenant ensuite par l'alcool ce résidu mélangé de silice, et faisant évaporer la nouvelle solution alcoolique, nous avons obtenu un extrait jaunâtre déliquescent.

Cet extrait contient encore une substance active. En effet, administré à un oiseau, il produit un sommeil profond de plusieurs heures, sans anesthésie, qui se termine par un réveil complet ; à plus forte dose le sommeil est suivi de mort.

Ces effets sont-ils dus à une substance différente de l'aconitine (la napelline d'Hübschmann par exemple), ou à des traces d'aconitine ?

Cette question mérite, comme on le voit, une étude plus complète, que nous nous proposons de faire, et qui ne peut manquer de donner des résultats intéressants.

Toxicologie.

On ne possède pas encore, que nous sachions, d'observations relatives à l'empoisonnement par l'aconitine ; il n'en est pas de même malheureusement de l'aconit, dont les racines ou les préparations pharmaceutiques ont causé de nombreux accidents.

Ne possédant pas nous-même d'observations propres à cet empoisonnement, nous n'entreprendrons pas de tracer son histoire, car nous ne pourrions qu'admettre et répéter ce qu'ont écrit différents auteurs : que les effets physiologiques de l'aconitine et de l'aconit sont identiques, et que l'empoisonnement doit présenter les mêmes caractères. Nous nous bornerons seulement, sans entrer ici dans l'étude physiologique, à parler de ses effets organoleptiques qui seront appelés à nous être souvent utiles en pharmacodynamie.

L'aconitine et ses sels, ainsi que la plupart des aconitines amorphes, possèdent une saveur amère qui disparaît promptement pour faire place à une sensation de fourmillement et de picotement, analogue à celle que produit la racine de pyrèthre.

Cette sensation, qui se manifeste sous l'influence des doses les plus minimes (des traces seulement) d'aconitine pure, s'accuse au bout de quelques minutes et dure un certain temps, souvent plusieurs heures. Elle peut s'étendre à toute la muqueuse buccale, en produisant un sentiment pénible de gonflement qui n'existe pas en réalité.

L'aconitine est, jusqu'à présent, le seul alcaloïde employé en médecine, ou essayé en chimie, qui produise cette sensation d'une façon aussi nette ; c'est donc là un caractère très-important et qu'il faudra toujours vérifier puisqu'il se manifeste d'une manière constante, soit qu'on cherche à le reproduire avec l'aconitine, un de ses sels, ou une préparation d'aconit active, c'est-à-dire contenant de l'aconitine.

La vératrine, soumise à la même épreuve, semblerait se rapprocher un peu de l'aconitine ; mais outre que son action dure moins elle est beaucoup moins prononcée. La vératrine est du reste facile à distinguer de l'aconitine par l'acide sulfurique qui donne avec le premier alcaloïde, la vératrine, une coloration rouge violette caractéristique .

Recherche du poison.

De l'étude chimique de l'aconitine, il résulte que ses réactions connues ne sont pas suffisamment caractéristiques pour permettre de se prononcer avec certitude sur sa nature dans un cas de chimie légale, car bien des alcaloïdes se comportent d'une manière analogue avec les réactifs.

S'il est difficile de constater son identité à l'aide de la chimie seule, lorsqu'elle est cristallisée et pure ou à l'état de sel défini, on se trouvera pour cette constatation en présence de difficultés bien plus grandes encore, lorsque le poison sera mélangé, comme cela se présente généralement dans une expertise médico-légale, avec une masse considérable de viscères et de liquides.

Il faudra, d'une part, et vu l'extrême énergie de la substance toxique qui peut, à une très-faible dose, occasionner la mort, s'entourer des plus grandes précautions pour extraire le poison en quantité appréciable et dans le plus grand état de pureté possible, et, d'autre part, vu la grande altérabilité de ce principe actif en présence de certains corps, ferments ou autres, éviter toute cause d'altération ou de décomposition et toute manipulation imprudente qui pourraient le faire disparaître entièrement.

Le chimiste expert doit donc toujours se tenir en garde contre ces causes d'erreur, et savoir aussi qu'il est souvent appelé à faire ses recherches sur des matières plus ou moins altérées, dont il ne peut ni prévoir ni empêcher les causes d'altération.

La rapidité de l'empoisonnement, l'absence de lésions organiques sont des renseignements précieux, qu'il peut recueillir dans la plupart des cas ; ils lui indiquent que les recherches doivent être dirigées de préférence vers les poisons végétaux ; les symptômes de

l'empoisonnement et le genre de mort sont, lorsqu'il peut les recueillir avec la précision désirable, des indices d'une grande valeur
qui lui permettent de les diriger vers une classe déterminée de ces
poisons.

Deux méthodes s'offrent à lui pour extraire l'aconitine des substances qui la contiennent, comme la plupart des poisons végétaux
connus sous le nom d'*alcaloïdes* : l'un est la dialyse ; l'autre, la
méthode dite *de Stas*.

Nous ne reviendrons pas à propos de la dialyse sur les détails
d'une opération connue de tous ; nous dirons seulement que lorsqu'on applique cette méthode à l'analyse d'un mélange contenant
une grande quantité de substance cristallisable, soit d'acide arsénieux, soit de strychnine, etc., et des colloïdes tels que l'albumine,
la gomme, etc., on obtient des résultats bien positifs, mais qu'il
n'en est malheureusement plus de même lorsqu'on l'applique à la recherche d'un agent toxique dans un cas d'empoisonnement véritable
et qu'il devient alors très-difficile, ainsi que différents experts ont
pu s'en convaincre, d'extraire d'une certaine masse d'organes une
quantité appréciable d'acide arsénieux ou de strychnine, et *à fortiori*, nous le croyons, d'aconitine.

Il faut donc prendre le procédé de la dialyse pour ce qu'il peut
donner et ne pas compter absolument sur ses services ; il offre,
dans une expertise médico-légale, l'avantage d'être appliqué au dé-
but de l'analyse sans compromettre les résultats ultérieurs et sans
introduire de substance étrangère suspecte ; et si, dans bien des cas,
il ne fournit au chimiste aucune indication, il pourra dans d'autres
lui donner des résultats qu'il n'aura plus qu'à contrôler, s'il s'agit
d'alcaloïdes, par la seconde méthode, dite *de Stas*, méthode beaucoup plus générale et beaucoup plus sûre.

Sans entrer dans les détails de son application au cas particulier
qui nous occupe, nous dirons que le poison extrait des matières
suspectes par cette seconde méthode se présente sous forme d'un
résidu généralement très-peu abondant et coloré, qui ne possède que
très-rarement les caractères physiques de l'alcaloïde.

On cherchera d'abord à le caractériser, à l'aide de ses réactions chimiques, et pour cela, après avoir constaté son alcalinité, on le fera dissoudre dans un peu d'eau acidulée, de façon à former une solution aussi neutre que possible, dont on fera deux parts égales.

L'une sera soumise aux réactifs chimiques et employée aux essais suivants :

1° L'iodure double de mercure et de potassium précipite en blanc l'aconitine et peut déceler un vingt-millième d'alcaloïde.

Nous avons fait connaître déjà les caractères du précipité d'iodure double de mercure et d'aconitine qui se forme.

2° L'iodure de potassium ioduré donne un précipité brun-kermès.

3° Le tannin donne un précipité blanc insoluble dans l'eau acidulée.

4° L'acide phosphorique convenablement employé donne lieu à une coloration violette.

L'autre partie de la solution, réservée pour les essais physiologiques qui, dans le cas de l'aconitine, donneront des résultats d'une si grande importance, servira à l'expérimentation sur les animaux, laquelle se bornera aux essais les plus caractéristiques et sera répétée autant de fois que la quantité de substance le permettra et autant que possible sur des individus différents (1).

Traitement de l'empoisonnement par l'aconitine.

On ne connaît pas encore de traitement propre à combattre les empoisonnements causés par les alcaloïdes en général, et par l'aconitine principalement, qui est un des plus violents.

(1) Nous avons déjà publié, au nom de M. Gréhant et au nôtre (comptes rendus de l'Académie des sciences — juillet 1871), les expériences que nous avons faites au laboratoire de physiologie du Muséum d'histoire naturelle dirigé par M. le professeur Cl. Bernard, pour étudier l'action physiologique de l'aconitine. De ces expériences il résulte que l'aconitine, par une action analogue à celle du curare, paralyse le système nerveux moteur, action que M. Aschamourow, physiologiste russe, avait déjà reconnue en employant pour les expériences l'aconitine amorphe.

Il faut encore, s'il nous est permis de toucher cette question, se borner ici, après avoir d'abord provoqué l'évacuation du poison par les vomitifs, à faire la médecine des symptômes, et administrer à dose convenable l'iodure de potassium ioduré, qui donne avec cette substance un composé insoluble, ou bien encore le tannin, qui précipite l'aconitine, même dans une liqueur acidulée.

Ces contre-poisons ne peuvent avoir d'efficacité réelle que si l'agent toxique n'a pas encore été absorbé en quantité suffisante et porté dans le système circulatoire. Ce sont des contre-poisons chimiques qui ne peuvent avoir d'action que sur le poison même, dans l'estomac ou le tube digestif et non sur ses effets secondaires. Si le poison a été absorbé, il faut recourir aux excitants diffusibles administrés à l'intérieur avec un volume considérable de boisson, aux frictions excitantes destinées à ramener la chaleur et la transpiration, et à permettre ainsi à l'économie d'éliminer le poison qu'elle a reçu.

Quelques auteurs rapportent des observations d'empoisonnements par l'aconit, traités avec succès par différents agents, l'opium, la teinture de noix vomique, administrée à la dose de quelques gouttes.

Nous ne croyons pas que, dans ces exemples, il y ait eu de véritables guérisons, et nous pensons que si, pendant la durée de l'empoisonnement non suivi de mort, quelques symptômes ont pu faire défaut, grâce aux moyens employés, on ne peut en conclure que l'opium et la noix vomique soient des contre-poisons de l'aconit, dans la véritable acception du mot.

Nous sommes porté à croire enfin, et les quelques expériences que nous avons faites à ce sujet nous confirment dans cette opinion, que les poisons de la nature de l'aconitine, de la morphine, de la strychnine, ont une action propre, dont les effets physiologiques peuvent être modifiés et même supprimés par l'emploi d'agents opposés, mais dont l'action immédiate ne saurait être détruite.

APPENDICE.

DES PRÉPARATIONS PHARMACEUTIQUES D'ACONIT, ET DU CHOIX DE LA MATIÈRE PREMIÈRE.

A notre travail principal qui avait pour objet l'étude chimique de l'aconitine et de ses composés, nous avons voulu ajouter comme complément, au point de vue pharmacologique, le résultat des recherches que nous avons faites sur l'aconit et ses préparations, en exposant tout d'abord les motifs qui nous ont fait croire à la nécessité de les entreprendre.

Le nouveau Codex prescrit de faire les préparations avec les *feuilles*, et donne les formules d'extrait de suc, d'extrait alcoolique, d'alcoolature etc.; il recommande de ne délivrer que sur *prescription spéciale* les préparations beaucoup plus actives des racines.

Nous aurions voulu qu'en respectant toutefois les éditions antérieures préparées par des hommes instruits et consciencieux, il supprimât toutes ces préparations quelquefois actives, mais le plus souvent inertes et surtout infidèles, ainsi que le constatent de nombreux auteurs.

Nous aurions voulu qu'aux reproches que des médecins autorisés adressent à l'aconit en lui refusant un crédit que d'autres lui accordent avec une véritable confiance, il opposât, par sa grande autorité d'abord, une nouvelle pharmacologie de ce médicament, pharmacologie plus simple, mais plus véritablement scientifique, et qui soumise ensuite à l'expérimentation clinique, aurait puissamment contribué à réhabiliter un agent destiné à occuper définitivement une place importante dans la thérapeutique.

Après avoir fait connaître le véritable principe actif de l'aconit et les moyens de vérifier son identité et sa pureté, nous avons cherché, pour notre part, à combler les *desiderata* que nous signalons, et par l'analyse des différentes préparations employées comme médicaments, inertes ou actives, analyse basée sur la quantité d'aconitine qu'elles renferment, nous sommes arrivé d'abord à constater, comme MM. Hirtz, Hepp, Schroff, etc., l'avaient déjà fait, que la plupart de ces préparations manquent complétement d'alcaloïde, à tel point que pour obtenir des effets physiologiques sensibles, il faut donner souvent des doses considérables (d'extrait aqueux, par exemple, 5 grammes sans résultat. Fouquier et Orfila, *Traité des poisons*) ; nous avons constaté en outre par l'analyse, et c'est là un fait très-important, que la *teinture* et l'*extrait alcoolique de la racine d'aconit*, comme différents auteurs l'admettaient déjà, sont les seules préparations qui renferment une quantité notable et à peu près constante d'aconitine, lorsque toutefois la racine employée présente les caractères que nous indiquerons plus loin, et sur lesquels nous appellerons l'attention des pharmacologistes, en parlant du choix de la matière première.

Voici, dans le tableau ci-dessous, le résumé des essais que nous avons faits sur les différentes préparations du Codex, et sur celles que nous avons obtenues avec les racines.

PRÉPARATIONS SOUMISES A L'ANALYSE.	ACONITINE BRUTE.	ACONITINE PURIFIÉE, mais non absolument pure
Extrait aqueux de feuilles d'aconit napel (suc dépuré), 15 grammes..................	0g,04	Traces seulement.
Même extrait pris dans le commerce (préparé dans le vide), 15 grammes................	0 ,073	0g,045
Extrait hydro-alcoolique de feuilles d'aconit napel (préparé dans le vide), 15 grammes...	0 ,115	0 ,055
Extrait d'alcoolature de feuilles d'aconit napel, 15 grammes, représentant 300 grammes d'alcoolature	0 ,112	0 ,052
Extrait de teinture de feuilles d'aconit napel, 15 grammes, représentant 200 grammes de teinture..............................	0 ,124	0 ,055
Extrait alcoolique de racines choisies d'aconit napel (préparé à l'abri de l'air), 15 grammes.	0 ,45	0 ,42
Même extrait pris dans le commerce (préparé à l'abri de l'air), 15 grammes............	0 ,135	0 ,085
Même extrait pris dans le commerce (non préparé dans le vide), 15 grammes............	Traces seulement.	Traces seulement.

En comparant ces résultats, on voit que les préparations qui ont pour base les feuilles d'aconit, l'eau pour véhicule, et qui sont faites au contact de l'air, à une température voisine de 100 degrés, sont presque inertes ; que celles qui ont pour base les teintures et les alcoolatures de feuilles (concentrées en extraits), sont un peu plus actives; et qu'il faut arriver aux préparations de racine d'aconit, à la teinture alcoolique, pour avoir des produits contenant des quantités notables de principe actif, mais variables cependant encore selon le choix de la matière première (de 3 grammes d'alcaloïde à 60 centigrammes et même seulement des traces pour 100 grammes soumis à l'analyse).

De plus, ces résultats qui nous sont fournis par l'analyse chimique, en appliquant à la recherche de l'aconitine dans les différentes préparations le procédé qui nous a servi pour son extraction, ces résultats, disons-nous, peuvent être rapidement contrôlés par la physiologie, en soumettant, ainsi que l'ont fait plusieurs auteurs (Orfila, *Traité de toxicologie*, t. II;—Pereira, *Archives de médecine;* — Hirtz, *Dictionnaire de médecine*, t. I), les animaux à quelques essais, ou même plus rapidement encore et presque aussi sûrement en goûtant une très-petite quantité de ces extraits, dont les effets organoleptiques sont ceux de l'aconitine et sont en raison directe de leur richesse en principe actif.

La physiologie, ainsi que nous avons eu déjà l'occasion de le dire, est appelée ici à rendre de grands services aux pharmaciens, en leur permettant, à défaut de l'épreuve clinique, de juger de la valeur de certains médicaments, non plus seulement par leurs caractères physiques toujours très-importants à constater, mais souvent insuffisants, couleur, odeur, etc., ou leur composition chimique souvent longue et difficile à déterminer (extrait de digitale, digitaline, extrait de colchique, etc.), mais par leurs propriétés physiologiques et leur action sur les animaux ; à condition toutefois de s'entourer de toutes les précautions qu'exige une science aussi délicate, et dont les phénomènes peuvent être modifiés par les causes étrangères les plus légères en apparence .

Ceci dit, nous proposons d'adopter d'une façon définitive comme préparations officinales, et à l'exclusion de toutes les autres préparations plus ou moins inertes qui pourraient donner lieu à une confusion dangereuse :

1° La teinture alcoolique de racine d'aconit;

2° L'extrait alcoolique de racine d'aconit, préparé avec l'aconit napel, d'après les formules suivantes :

Teinture de racine d'aconit.

Pr. : Racine d'aconit napel *convenablement choisie.*   1
Alcool à 90 degrés   5

Pulvérisez finement la racine à l'aide d'un mortier et d'un tamis couverts ; faites la macérer dans l'alcool pendant huit jours, en agitant souvent. Passez avec expression et filtrez.

5 grammes de teinture représentent 1 gramme de racine.

5 grammes de teinture représentent environ 20 centigrammes d'extrait alcoolique de racine.

Extrait alcoolique de racine d'aconit.

Le procédé indiqué par le savant et regretté pharmacien de Strasbourg, M. Hepp, consiste à faire un premier extrait par l'alcool à 65 degrés et à le reprendre par l'alcool à 80 degrés, pour en séparer toutes les matières gommeuses, albuminoïdes, qui en facilitent la prompte altération.

L'aconitine et ses sels étant très-solubles dans l'alcool fort, nous croyons pouvoir modifier cette double préparation en la réduisant à une opération unique.

Voici le procédé que nous proposons :

Pr. : Poudre de racine d'aconit *choisie.* . . . .   Q. V.
Alcool à 90 degrés . . . .   Q. S. pour

épuiser l'aconit par trois macérations successives de trois jours, avec expression du résidu après chaque macération.

Les liqueurs réunies et filtrées sont distillées lentement au bain-marie et évaporées, autant que possible à l'abri du contact de l'air et à une température ne dépassant pas 60 degrés, en consistance d'extrait dur.

1 kilogramme de racine d'aconit produit de 160 à 180 grammes d'extrait, soit 15 à 20 pour 100.

Cet extrait, qui attire facilement l'humidité, est d'un jaune marron, d'une odeur faible, mais *sui generis*, et non vireuse. Déposé en quantité excessivement minime sur la langue, il y détermine rapidement le fourmillement et le picotement caractéristiques.

L'extrait ainsi préparé est doué de propriétés énergiques et s'emploie à la dose de 1 à 2 *centigrammes* (quantité qui correspond à deux ou à quatre dixièmes de milligramme d'aconitine cristallisée) et jusqu'à 3 *centigrammes* répartis sur les vingt-quatre heures.

A cette dose, il donne des effets physiologiques appréciables et des résultats thérapeutiques certains (1).

---

(1) Consulter le mémoire de M. Hirtz, *Bulletin de Thérapeutique*, t. LX, p. 119, dont nous citons quelques passages :

« La variabilité et l'infidélité des résultats fournis par l'usage de mauvaises préparations sont pour beaucoup dans l'absence de foi qu'on reproche à un grand nombre de médecins. Il est un *criterium* cependant qui devrait les prémunir, celui de n'abandonner une substance qu'après avoir constaté ses effets physiologiques ; si ceux-ci viennent à manquer, ils sont certains qu'on leur a délivré une mauvaise préparation . . . .

. . . .

« Malades nombreux atteints de maladies bronchiques ou pulmonaires : on leur administre de 50 centigrammes à 1 gramme d'extrait aqueux d'aconit du Codex (préparé avec les feuilles). Point d'action physiologique, pas de vertiges, rien sur le pouls, rien sur la peau. Avec 1 gramme d'extrait, légère dilatation de la pupille avec points noirs perçus. Quant à l'action thérapeutique, ce n'est qu'à la dose extrême que la toux a été influencée.

« Tout autre est l'effet de l'extrait de racine. La première fois on administre 5 centigrammes en pilule à un asthmatique emphysémateux.

« Après trente minutes, le malade est pris de vertiges, de demi-cécité, avec dilatation de la pupille, de pâleur extrême, de lipothymie, avec pouls tremblotant.

« Au bout de trois heures, ces symptômes sérieux se dissipèrent, mais le lendemain le pouls ne donnait encore que 55 pulsations et le malade éprouvait par tout le corps une vive démangeaison, sensible surtout à la figure, au-

Pour la médication interne, nous aurons donc :

1° La *teinture*, dont 1 gramme représente 3 à 4 centigrammes d'extrait alcoolique, mais dont l'emploi peut avoir l'inconvénient d'occasionner dans la bouche et la gorge des fourmillements et des picotements désagréables ;

2° L'*extrait alcoolique*, en pilules de 1 centigramme, ou bien sous la forme d'un sirop d'après la formule suivante :

Extrait alcoolique de racine d'aconit. 0g,10
Sirop simple. . . . .   200 ,00

Mêlez à froid.

Sirop dont chaque cuillerée à bouche (de 20 grammes) représentera 1 centigramme d'extrait.

Pour la médication externe, nous proposerons :

1° L'extrait alcoolique, sous forme de pommade, de glycéré ou de glycérolé ;

2° La teinture pure ou mélangée d'huile, ou mieux de glycérine.

Et nous terminerons cette étude des préparations pharmaceutiques de l'aconit en répétant encore aux praticiens de la médecine et de la pharmacie, comme différents auteurs l'ont déjà fait, que le moyen de parer à la variabilité des préparations d'aconit est :

1° D'employer l'aconit napel ;

2° De proscrire l'emploi des feuilles ;

3° De donner la préférence à la racine de la plante sauvage, *convenablement choisie*, comme nous l'indiquerons ;

tour du nez, avec contraction spasmodique de la peau, et que le malade cherchait à vaincre en frottant continuellement cette partie avec le doigt.

« Cette sensation singulière sur la peau et surtout à la figure n'a manqué chez aucun des individus qui ont pris une certaine dose de l'extrait de racine. . . . .
. . . .

« Avec des granules d'*un centigramme*, à la dose de *deux ou trois dans les vingt-quatre heures*, les phénomènes physiologiques sont les suivants : dilatation de la pupille avec points noirs perçus par le malade, ralentissement du pouls, mais sans lipothymie, quelques vertiges, presque constamment le picotement particulier de la peau du visage. Dès le deuxième jour la diurèse devient plus abondante avec une urine très-pâle. »

4° D'employer, à l'exclusion des autres préparations, la teinture et l'extrait alcoolique de ces racines, préparations qui se prêtent à toutes les formes pharmaceutiques.

Choix des racines.

Tous les pharmacologistes s'accordent à reconnaître que la racine est la partie la plus active de l'aconit ; nous l'avons constaté comme eux et, avant de terminer cet exposé de nos recherches, nous voulons faire connaître les caractères de cette racine, considérée comme matière première, dont le choix judicieux et trop souvent négligé est d'une grande importance, non plus, comme pour le quinquina, l'opium, etc., à cause de la valeur commerciale, mais, ce qui est beaucoup plus important, au point de vue de la valeur thérapeutique, qui devrait toujours être mise en première ligne.

Nous croyons devoir insister tout particulièrement sur ce point, parce que nous arriverons ainsi à n'employer que des racines contenant de l'aconitine dans une certaine proportion, à peu près constante, c'est-à-dire actives, qui nous fourniront des préparations pharmaceutiques d'une valeur réelle et incontestable, contrairement à ce qui a lieu le plus souvent.

L'aconit napel (*aconitum napellus*) appartient à la famille des renonculacées et au genre aconit, qui comprend différentes autres espèces employées en médecine, peu connues en France, et dont nous nous bornerons à citer les principales.

1° Aconit féroce (*aconitum ferox*), découvert dans l'Inde par Wallick ; il croit principalement sur les sommets de l'Himalaya et c'est lui qui fournit aux Indiens leur poison célèbre, le bikh ou bish.

L'aconit féroce est le plus actif du genre, non parce qu'il renferme un principe plus énergique que l'aconitine, mais parce qu'il en contient une plus grande proportion que les autres espèces, l'analyse nous ayant permis de retrouver dans cette racine l'aconitine cristallisée avec sa forme ordinaire et ses propriétés ;

2° Aconit anthore (*aconitum anthora*, L.), moins actif que les autres ;

3° Aconit tue-loup (*aconitum lycoctonum*), racine très-active et peu employée ;

4° Aconit napel (*aconitum napellus*, L.), employé en France à l'exclusion de tous les autres ; le climat, la culture, l'âge et le mode de récolte ont une grande influence sur ses propriétés. Les sols pierreux et l'état sauvage, dans un pays de montagnes, sont les conditions les plus favorables au développement de son principe actif.

L'aconit qui vient dans le Midi est beaucoup plus actif que dans le Nord, où, d'après Linné, les Norwégiens et les Lapons peuvent impunément se nourrir de ses jeunes pousses.

Toutes les parties de la plante contiennent de l'aconitine, mais les semences moins que les feuilles, et celles-ci moins que les racines. Par la dessiccation, les feuilles semblent perdre une grande partie de leurs propriétés, tandis que les racines les conservent beaucoup mieux.

Lorsqu'on examine attentivement différents échantillons de racine sèche d'aconit napel, on voit qu'ils peuvent être rangés dans les trois catégories suivantes :

1° Racine sèche, irrégulière, à cassure cornée et jaunâtre, se rapprochant beaucoup de la racine d'aconit féroce ; une très-petite quantité écrasée sur la langue y détermine le fourmillement caractéristique. Elle est extrêmement active, et contient par conséquent la plus forte proportion d'aconitine ; mais elle est rare.

2° Racine de même aspect que la précédente, mais ne présentant intérieurement la structure cornée qu'en quelques points des couches périphériques, dont les autres parties sont formées d'une substance fibreuse qui est d'un jaune plus ou moins grisâtre.

Le centre de la racine est occupé par une substance blanchâtre amylacée, d'autant moins abondante que la racine est plus active, ou quelquefois tout à fait vide par suite du retrait des parties centrales, rapprochées par la dessiccation des parties périphériques.

Cette racine est moins active que la précédente, mais une très-petite quantité permet cependant de vérifier les effets organoleptiques de l'aconitine.

3° Racine rénflée, méritant plus que les autres le nom de *napiforme*, à surface lisse et marquée de points blanchâtres qui sont les cicatrices des radicules.

Extérieurement elle offre la même couleur que les précédentes, mais elle est formée intérieurement d'une substance légère, blanchâtre, amylacée, homogène et bien différente de celle qui constitue les deux premières sortes.

Ses effets organoleptiques (si prononcés avec les deux premières sortes) sont nuls ou à peu près.

De ces trois sortes, il faut choisir la seconde, très-active et régulièrement active, commune dans certains pays, les Vosges par exemple ou la Suisse, et qui, à défaut de la première, beaucoup trop rare, renferme, ainsi que nous avons pu le constater dans les essais variés que nous avons faits, la quantité la plus considérable d'aconitine.

Quant à la troistème sorte, qui se rencontre principalement dans les racines d'aconit cultivé, elle doit être absolument rejetée ; car elle ne contient que de faibles traces d'aconitine, ainsi que le prouve l'analyse ou plus simplement la mastication d'un très-petit morceau, qui ne donne pas lieu à la sensation caractéristique de fourmillement.

•Pour ne pas nous étendre davantage sur ce sujet, un peu étranger peut-être à la chimie, mais très-important au point de vue des applications à la médecine et à la pharmacie, nous nous résumerons en disant que, pour obtenir des préparations d'aconit actives, nous devrons nous adresser à une matière première reconnue active elle-même, comme on le fait pour tous les médicaments d'une valeur thérapeutique incontestable, c'est-à-dire *à une racine convenablement choisie*, qui sera la seconde sorte que nous avons décrite.

RÉSUMÉ

Le principe actif de l'aconit napel est l'*aconitine cristallisée,* alcaloïde bien défini et d'une énergie supérieure à celle des substances jusqu'ici connues sous le nom d'*aconitine.*

Ses cristaux ont la forme de tables rhombiques ou hexagonales ; dans des cas particuliers ils offrent la forme prismatique.

L'aconitine cristallisée est un alcaloïde azoté qui a pour formule :

$$C^{54}H^{40}AzO^{20}.$$

De 0 à 100 degrés, avec ou sans la présence de l'eau, la chaleur n'a pas d'action immédiate sur l'aconitine ni sur les sels qu'elle forme avec les acides minéraux.

Par quelques-unes de ses propriétés, elle paraît se rapprocher des glucosides, ce qui expliquerait les altérations spontanées de quelques préparations pharmaceutiques de l'aconit, qui, sous des influences indéterminées, perdent tout ou partie de leurs propriétés.

L'aconitine cristallisée est à peu près insoluble dans l'eau, même à 100 degrés. Elle n'est pas volatile à cette température ; à partir de 130 degrés, elle se décompose et paraît se volatiliser en partie.

Précipitée d'une solution saline par un alcali, elle est amorphe, pulvérulente, blanche et très-légère ; sous cet état elle renferme de l'eau d'hydratation qu'elle perd à 100 degrés sans changer d'aspect.

L'aconitine est *soluble* dans l'alcool, l'éther, le chloroforme, qui est son meilleur dissolvant ; elle est *insoluble* dans la glycérine, les huiles de pétrole lourdes et légères.

Elle dévie à gauche le plan de polarisation.

Sa réaction est faiblement alcaline. Elle se combine aux acides pour former, dans des solutions neutres, des sels généralement cristallisables. L'azotate, est remarquable par sa facile préparation et le volume de ses cristaux.

Soumise aux différents réactifs, elle ne donne pas lieu à des réactions bien caractéristiques. L'acide phosphorique, le tannin, l'iodure de potassium ioduré et l'iodure double de mercure et de potassium sont les réactifs les plus sensibles. Pour la caractériser absolument et se prononcer avec certitude sur sa nature, il faut avoir recours à l'expérimentation physiologique.

La plus petite quantité de cet alcaloïde ou d'un de ses sels ou bien encore d'une préparation pharmaceutique active de l'aconit, c'est-à-dire contenant de l'aconitine, détermine sur la langue au bout de quelques minutes une sensation de fourmillement *caractéristique* et de picotement analogue à celui que produit la racine de pyrèthre.

L'aconitine cristallisée est un des poisons les plus actifs du règne végétal ; elle tue un oiseau avec un dixième et même un centième de milligramme, un lapin de taille moyenne avec 1 milligramme et même un dixième de milligramme. Le tannin et l'iodure de potassium ioduré sont ses contre-poisons chimiques. Pour la rechercher dans un cas d'empoisonnement, il faudra employer la dialyse d'abord, puis le procédé de Stas.

Les préparations pharmaceutiques actuelles d'aconit sont généralement variables et infidèles.

Le moyen de remédier à leur variabilité est, d'après plusieurs auteurs et nos propres expériences :

1° D'employer l'aconit napel ;

2° De proscrire l'emploi des feuilles ;

3° De donner la préférence à la racine *convenablement choisie* de la plante sauvage ;

4° D'employer, à l'exclusion des autres préparations, la teinture alcoolique et l'extrait alcoolique de racine qui, à la dose de 1, 2, ou 3 centigrammes dans les vingt-quatre heures, produit des effets sûrs.

TABLE DES MATIÈRES.

Paris. — Imprimerie A. Hennuyer, rue du Boulevard, 7.